ESQUISSES

sur les

DENTS OSANORES,

par le

Dr Wm Rogers,

Chirurgien-Dentiste de Londres.

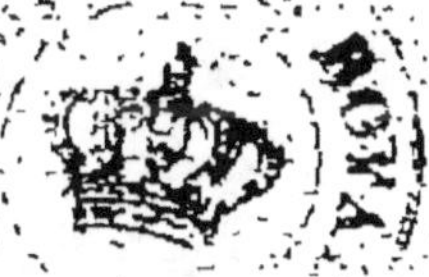

A Paris,

270, rue Saint-Honoré.

ESQUISSES

sur les

DENTS OSANORES

Paris.

IMPRIMERIE & LITHOGRAPHIE de A. APPERT

54, passage du Caire.

ESQUISSES

sur les

DENTS OSANORÉS,

par le

Dr Wm Rogers,

Chirurgien-Dentiste de Londres.

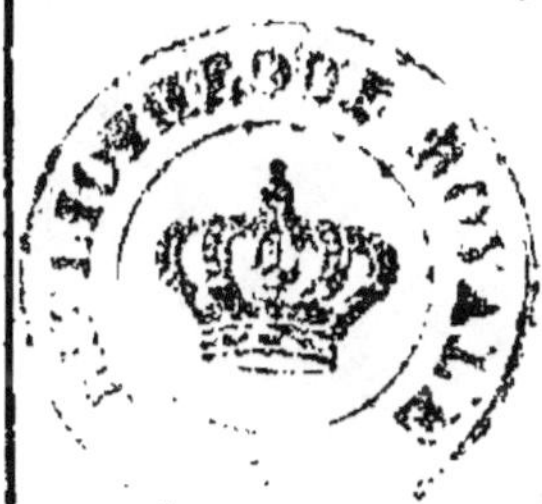

————◆————

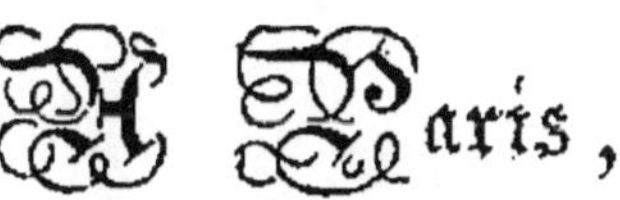

À Paris,

270, rue Saint-Honoré.

1844

DENTS OSANORES

Du Dr W. Rogers.

Chercher à prouver l'utilité des dents, disait un auteur ancien, ce n'est pas même en soupçonner l'importance. Que serait, en effet, la figure la plus noble, la bouche la mieux faite, si des dents pures et régulières ne venaient en assurer la beauté?

Les dents ajoutent au charme de la parole, aux grâces du sourire, à l'attrait du regard;

en vain la nature aura-t-elle prodigué toutes ses faveurs si l'éclat d'une belle dentition ne vient compléter son œuvre, il n'y a point de beauté.

Mais la nature n'a pas seulement voulu orner les différentes parties du corps ; elle leur a encore assigné une fonction d'utilité particulière. Aussi, sans dents point d'orateurs. La tribune, le barreau, la chaire sont muets ou incompréhensibles.

Quelle prononciation espérer d'une personne aux gencives dégarnies ! La voix vainement poussée par les poumons, ne frappant pas contre cette barrière d'ivoire qui la fait vibrer s'éteint, et le son expire dans un murmure sourd ; témoin le vieillard que l'âge a privé de ses dents et l'enfant qui ne les possède pas encore.

Mais ce n'est pas tout : les dents nous ont été données pour opérer la mastication des aliments. Quand cette opération préalable n'a pas lieu, les digestions sont incomplètes. De là des pesanteurs, des défaillances, des maux d'estomac, dont souvent on ignore la cause, et qui n'ont d'autre origine que le défaut de trituration.

Eh bien ! ces dents qui nous sont si agréables, si utiles, si nécessaires, qui n'en connaît la fragilité ?

La maladie, les accidents, la délicatesse même de ces perles précieuses, ne les mettent que trop souvent en danger ; aussi l'art actuel a-t-il dû faire tous ses efforts, non seulement pour parvenir à la conservation d'un ornement aussi précieux qu'il est indispensable, mais encore pour le remplacer au besoin.

Quelques dentistes crurent d'abord trouver dans les dents de lait de veau et de mouton la matière propre à la substitution. Mais la dent était trop grande ou trop petite : dans le premier cas, il fallait, au moyen d'un instrument tranchant, en réduire le volume, alors point d'animation, point d'émail; dans le second, défiguration choquante ; — d'autres cherchèrent dans les dents humaines elles-mêmes la vie, la ressemblance qui paraissait les fuir. Mais indépendamment d'une certaine disparité qui se conçoit, est-il rien de plus répugnant que de mettre dans sa bouche une dent venue d'une autre bouche, sans parler de l'infection et de la maladie dont cette dent peut rester atteinte. D'autre part, la trop grande corruptibilité avait dû faire rejeter comme impropre l'os, l'hyppopotame, l'ivoire même.

Les matières minérales, la porcelaine, les différentes compositions ne donnaient que des résultats peu satisfaisants. Ces matières, outre qu'elles sont cassantes, n'ont qu'une couleur cendrée et terne.

Si la matière propre à faire les dents était difficile à trouver, la manière de coordonner et d'assujétir ces dents artificielles l'était bien plus encore. Croirait-on qu'on se contente encore d'un pivot de métal planté cruellement dans le talon d'une dent à demi-cariée pour ajuster une dent de forme quelconque, et qui a le plus souvent l'apparence d'un haricot ?

Les inconvénients, les souffrances, les

horreurs d'une opération pareille sont faciles à apprécier.

La méthode de la dent tenue avec des crochets, pour être moins douloureuse à l'instant, en est-elle meilleure? Qui ne voit que cette dent à jamais branlante, étayée par ses crochets aux dents latérales voisines, les mine peu à peu, et bientôt, si l'on n'y fait attention, les déracine si bien les unes après les autres, qu'elle ne semble placée là que pour faire un revenu perpétuel au dentiste.

Le système à plaque est-il meilleur? Non, sans doute; il présente tous les inconvénients déjà signalés et il en produit un nouveau, celui de retenir des portions d'aliments qui se corrompent et exhalent souvent des odeurs infectes.

Que dire de ces fils d'or, d'argent ou de soie; dé ces crins de Florence qui, par leur détérioration plus ou moins prochaine, engendrent et la douleur et la corruption?

Mais venons à la méthode à ressorts : de chaque côté de la bouche une chaîne plus ou moins élastique, qui embarrasse la langue dans ses mouvements, expose les joues à des blessures graves; perdant le plus souvent son jeu, elle tient forcément la bouche entr'ouverte; ou, devenant trop souple, fait dévier la mâchoire; aussi n'est-il pas rare de voir les dents canines supérieures tomber sur les molaires inférieures, *et vice versa*.

Or, tandis que de notre temps les arts et les sciences ont fait des progrès si merveilleux, seul entre tous l'art du dentiste devait-il rester stationnaire?

Je m'étais ému en considérant et la matière impropre employée pour les dents, et surtout ce mode barbare de les assujétir ; je me livrai à des recherches bientôt couronnées de succès, et découvris une substance que je puis dire incorruptible. Légèreté, solidité, transparence, animation, elle réunit tout. Au lieu d'une plaque et des dents isolées, je n'avais plus qu'une seule pièce ; avec la même facilité je pouvais y tailler un râtelier, un demi-râtelier, une fraction moindre encore. Dans le cas où il aurait fallu conserver une ou plusieurs dents, je n'avais qu'à ouvrir à ma pièce une ou un plus grand nombre d'alvéoles ; le tout s'emboîtait alors avec une harmonie parfaite. Sculptées sur le socle même, mes dents devaient-elles me faire craindre pour leur peu de fixité. D'un autre côté, n'étais-je pas très-rassuré pour la ressemblance, quand je pouvais tailler l'ensemble selon les règles d'une précision mathématique?

Toutefois la tâche que je m'étais imposée n'était pas remplie jusqu'au bout: la principale difficulté était vaincue, la matière propre à faire les dents était trouvée; mais il restait encore à trouver le moyen de les fixer sans le secours de ces horribles ligaments qui, tout d'or qu'ils soient, n'en sont pas moins et douloureux et apparents.

Après bien des veilles, des expériences, des dépenses infructueuses, je me réveille une nuit en sursaut........ Un jeu de mon enfance m'avait frappé........

Quelle était donc la force qui tenait ce caillou, qu'aux jours heureux du collège nous montrions dans nos promenades aux paysans ébahis, et qui demeurait suspendu à un cuir mouillé, sans que personne pût y assigner de lien visible?

La puissance de la pression atmosphérique s'était révélée à moi, et je décidai que mes râteliers n'aurait pas d'autre moyen d'attache. Plein d'ardeur et d'espoir, je pris le socle d'un de mes râteliers ; pour donner plus de surface, je creusai la partie inférieure. La solidité de la matière me permettait de le faire jusqu'à l'épaisseur près d'une feuille de papier ; bientôt je l'adaptai à une mâchoire factice en plâtre pour qu'il s'emboîtât hermétiquement. O prodige! la mâchoire et mon râtelier ne firent alors qu'un seul corps. Si ce râtelier, dis-je, reste adhérent sur un marbre poreux et sec, que ne sera-ce pas sur une mâchoire chaude et humide? Comme on le pense bien, je ne fus pas longtemps sans en faire l'essai. Dès ce jour l'art du dentiste a subi une révolution; DÉSORMAIS PLUS DE LIEN, PLUS DE DOULEUR, PLUS DE MALPROPRETÉ. Chacun peut à volonté placer et déplacer son râtelier, et devenir son propre dentiste.

Tel est le système des **dents osanores**, c'est-à-dire dents sans or, sans ligament, tenues seulement par la puissance de la cohésion atmosphérique.

La sévère discrétion que je me suis imposée me force à taire les éloges flatteurs que m'ont adressés les personnes de tout sexe et de tout rang qui, depuis treize années, m'honorent de leur confiance.

J'en appellerai surtout à ce grand nombre de dames françaises et étrangères qui m'ont si souvent témoigné leur reconnaissance. Ces dames manient journellement avec une facilité, qui les surprend encore après dix années d'essai, mes râteliers rivaux de la nature, qui défient l'investigation de l'œil le plus exercé, et qui sont d'une force à toute épreuve.

Grâce aux mesures prises dans mes ateliers, j'ai la satisfaction d'annoncer à mes nombreux clients que, dans un cas pressant, je puis livrer un râtelier dans l'espace de vingt-quatre heures; et mes prix sont à la portée de tout le monde.